母乳喂养知识问答

江 会 吴文燕 武 洁 主编

上海大学出版社

·上海·

图书在版编目(CIP)数据

母乳喂养知识问答 / 江会，吴文燕，武洁主编 . —上海：
上海大学出版社，2024.5
ISBN 978-7-5671-4936-6

Ⅰ.①母… Ⅱ.①江… ②吴… ③武… Ⅲ.①母乳喂养—
问题解答 Ⅳ.①R174-44

中国国家版本馆CIP数据核字(2024)第089394号

责任编辑 刘 强
封面设计 柯国富
技术编辑 金 鑫 钱宇坤

母乳喂养知识问答

江 会 吴文燕 武 洁 主编

上海大学出版社出版发行
(上海市上大路99号 邮政编码200444)
(https://www.shupress.cn 发行热线 021-66135112)
出版人 戴骏豪

*

南京展望文化发展有限公司排版
上海华教印务有限公司印刷 各地新华书店经销
开本787 mm×1092 mm 1/32 印张3.5 字数57千字
2024年5月第1版 2024年5月第1次印刷
印数：1~8000册
ISBN 978-7-5671-4936-6/R·52 定价 36.00元

本书编委会

主　编　江　会　吴文燕　武　洁

编　委　王佳洁　江　欣　孙珍珍　杨　洁

　　　　吴　娜　张　璐　陈　燕　陈　薇

　　　　金微娜　单珊珊　赵敏慧　段　怡

　　　　殷　莹　郭娜菲　黄　蓉　董　琦

为什么一定要母乳喂养

妈妈：促进子宫复原，减少产后出血；降低患乳腺癌和卵巢癌的风险；有助于尽快恢复体型。

孩子：母乳是最佳食物，能满足6个月内宝宝的全部营养需求；有助于免受呼吸道感染、腹泻、过敏性疾病的侵袭；促进脑细胞发育。

家庭：方便、经济的哺育方式；有助于强化母婴情感、增进家庭和睦。

序　言

在人类历史长河中，母乳喂养作为一种天然、健康的哺育方式，承载着母亲与孩子之间深深的情感纽带。它不仅是一种营养传输的方式，更是一种生命的延续和爱的传递。为了帮助广大父母更好地理解和实践母乳喂养，我们精心编写了《母乳喂养知识问答》，让母爱在科学的照耀下更加温暖和璀璨。

现代生活节奏较快，母乳喂养在现实生活中面临诸多挑战。许多宝妈在哺乳的道路上感到迷茫和困惑，缺乏专业的指导和支持。本书编写的初衷，是为广大孕产妇提供一本易于理解、操作性强的母乳喂养手册，帮助宝妈从纷繁复杂的网络信息和家庭成员的不同喂养主张中走出来，在母乳喂养的过程中不纠结、不矛盾，走出一条适合自己和宝宝的母乳喂养之路。

在编写过程中，我们力求内容的全面性和科学性。本书从妊娠期、产褥期、哺乳期三个阶段解读母乳喂养的知识，包括妊娠期营养和饮食禁忌、妊娠期乳房护理与乳量、疾病与母乳喂养、产后注意事项、哺乳期宝妈的饮食、喂养方式和作息等。我们倡导科学的母乳喂养理念，母乳喂养没有固定模式，而是需要根据母亲和孩子的实际情况进行调整和优化。

本书的创作源自上海市科学技术委员会的课题项目"基于服务设计思维的母婴分离产妇母乳喂养集束化精准支持策略研究"（编号20Y11907100）。该项目致力于探索和实践一种新型的、基于服务设计思维的母乳喂养支持策略，旨在为特殊情境下的产妇提供精准、有效的帮助。本书所有编者均为具有丰富母乳喂养指导经验的专业人员，在内容的构思设计和文字表达上，力求运用通俗易懂、简单明了的问答形式，帮助父母建立科学、正确的母乳喂养观念，直观解答母乳喂养的应对方法，为宝宝的健康成长保驾护航。

《母乳喂养知识问答》是一本全面、科学、实用的母乳喂养手册。希望通过这本书，能为广大宝妈提供一份宝贵的哺乳知识财富，帮助宝妈们在哺乳的道路上更加从容和自信。我们也希望这本书能够唤起社会对母乳喂养的关注和重视，让更多的宝妈和宝宝从母乳喂养中获益。

编者

2024年4月

目录

第一章
妊娠期

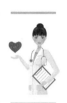

第一节
妊娠期营养和饮食禁忌

1. 妊娠期需要特别补充营养吗?

　　母乳的质量取决于宝妈的体内储存,正常情况下妊娠期无须特别补充营养,只要保持"健康、均衡、合理"的饮食就可以了,这是关键。因此,如果宝妈是一个素食主义者,贫血,或者特别挑食,饮食结构不合理,则应根据具体情况调整饮食结构,补充不足。

2. 妊娠期饮食有什么禁忌?

　　(1)忌辛辣热性作料。辛辣热性作料可能造成胃痛、痔疮、便秘、早产甚至流产。

　　(2)忌有兴奋作用的饮食。有兴奋作用的饮食可能引发恶心、呕吐、头痛、心跳加快等症状,增加孕妇的心、肾负担,不利于胎儿的健康发育。

(3)忌甜食。糖类等在人体内的代谢会消耗大量的钙,而妊娠期缺乏钙会影响胎儿牙齿、骨骼的发育。过多食用巧克力等甜食,容易产生饱腹感,影响正常饮食,从而导致孕妇缺乏营养。

(4)忌味精。味精摄入过多会消耗大量的锌,不利于胎儿神经系统的发育。

(5)忌人参、桂圆等补品。食用人参会加重早孕反应,引发水肿和高血压等。食用桂圆易动血动胎。总的来说,食用补品都要经肾脏代谢,会加重身体负担。

(6)忌含有添加剂的食品。添加剂是导致畸胎和流产的危险因素。

一般而言,以上提到的食物,少量、偶尔摄入是没有问题的,不要过度或长期食用。

第二节
妊娠期乳房护理与乳量

1. 妊娠期乳房需要清洁吗?

妊娠期乳房不建议做任何特殊的准备,正常清洁即可,不要用消毒剂。妊娠晚期乳头表面可能会有些分泌物,属于正常现象,不要特意去擦拭清洁,更不要去挤。妊娠晚期乳头特别敏感,刺激后有诱发早产的风险。

2. 妊娠期需要担心乳量是否充足吗?

现实中有些宝妈的母乳不够,造成这种情况的因素很多。从普遍的情况而言,乳腺组织从怀孕16周开始作准备,伴随整个妊娠期,和妊娠周数、胎儿大小、怀胎数量相匹配。通俗地说,就是母乳的材料和怀孕情况相匹配,通常是可以给宝宝提供充足的母乳的。

3. 乳房大小与乳量有关系吗？

乳房大小受到多种因素影响，包括遗传、种族、生长环境、激素等。体脂量与乳房大小有明确的相关性，但是，乳房大小并不代表乳腺分泌乳汁能力的大小，也就是说，不同尺寸的正常乳房的乳量一般都可以满足宝宝的需求。

乳量取决于催乳素，乳房的乳汁分泌量和人体分泌的催乳素有密切关系。催乳素是一种很有"个性"的激素。

（1）作为激素，其分泌量和乳房大小没有关系。

（2）夜间分泌量比白天高（夜间哺乳不可少）。

（3）哺乳次数越多，分泌量越多（按需喂养，勤哺乳）。

（4）宝宝的吸吮能激发其分泌（正确含接和持续吸吮）。

（5）当宝妈拥有双胞胎时，它会帮着将乳量翻倍。

（6）容易受情绪影响：心情好，分泌多；心情差，分泌少。

（7）讨厌烟味。宝妈无论是主动吸烟，还是被动吸入二手烟，都会导致其分泌量下降。

第三节
乳房下垂与母乳喂养

▼

1. 哺乳会使乳房下垂吗?

乳房下垂是生理性的,与哺乳无关。

乳房的坚挺主要依靠皮下组织中的悬韧带,随着年龄的增长,悬韧带会出现一定程度的松弛。此外,女性怀孕时,乳房内的荷尔蒙、脂肪和乳腺组织都会有所增加,而产后女性的激素水平下降,乳房中的脂肪和乳腺组织便迅速减少,以致被撑大的乳房会松弛下垂。所以,不论是否进行母乳喂养,女性的乳房都会因生理性原因而变小下垂。

2. 导致乳房下垂的原因主要有哪些呢?

(1)先天遗传因素。遗传会导致女性发育时乳房就有下垂和乳头向下的情况。

（2）不良的生活习惯。比如吸烟会导致皮肤过早松弛，进而造成乳房下垂。

（3）乳房内悬韧带弹性下降或受损、脂肪组织比例改变。引发的原因包括地心引力作用、身体衰老、体重过度增减等。运动时不穿运动内衣以致乳房剧烈晃动，也会影响悬韧带的弹性。

（4）多次怀孕史。妊娠期乳房会进一步发育，腺体成熟、脂肪积聚，重力也随之增大，在地心引力作用下轻微下垂。

也有人提出：哺乳期宝宝对乳房的拉扯会使乳房下垂。其实这样的物理牵拉对乳房的作用相当有限。通常情况下，如果宝宝吸吮乳头或牵拉使宝妈产生痛觉，宝妈会及时阻止和纠正宝宝的行为。相反，哺乳时宝妈受到刺激所产生的催产素，会使悬韧带弹性增强。

3. 哪些措施可以延缓乳房下垂?

（1）选对内衣。一定要根据乳房大小选用尺寸合适的内衣，价钱再贵，尺码不合适也是白搭。

（2）适量运动。做俯卧撑、手持哑铃进行胸部推举等适当的力量训练,有利于增强皮肤和悬韧带的弹性。但要切记,运动期间不穿运动内衣,还不如不运动。

(3)挺胸收腹。日常注意挺胸收腹,保持良好的姿势可以让乳房更挺,更具美感。千万不要含胸驼背,那样只会让乳房更显下垂。

(4)禁止吸烟。无论是主动吸烟,还是被动吸入二手烟,都可能让皮肤过早老化,失去弹性,导致乳房下垂。

(5)适当减重。减重可以减少脂肪组织的分布和重力对乳房的影响,从而延缓乳房下垂。但必须注意科学、适当,以免起支撑作用的皮肤和悬韧带不能及时达到良好状态,反而加速乳房下垂。

(6)逐步断奶。妊娠期和哺乳期,乳房会经历一系列的变化,逐步断奶有利于乳房逐渐恢复先前的状态,减少乳房组织的负担。骤然断奶,脂肪是少了,但皮肤和悬韧带不能及时恢复状态,将会适得其反。

第四节
乳头凹陷与母乳喂养

▼

1. 乳头凹陷可以哺乳吗？

现实中，真性乳头凹陷极少，很多宝妈自认为的凹陷，通过刺激后仍会变得凸出。而且，哺乳时的良好含接应是宝宝的嘴含住大部分的乳晕及乳头，所以乳晕的延展性显得比乳头的长度更重要。因此，即使是感觉自己"乳头凹陷"的宝妈，在产后也应尽早与宝宝进行皮肤接触，鼓励宝宝吸吮含接，尝试采用不同的哺乳姿势，帮助宝宝含乳。在哺乳前可以先尝试刺激乳头帮助其凸出，抑或者佩戴乳头矫正器或使用吸乳器吸乳帮助乳头凸出。如果宝宝不能有效含接，可以采用乳头保护罩帮助含接，哺乳后，宝妈还可以挤出或吸出母乳补喂宝宝。

2. 妊娠期可以纠正乳头凹陷吗?

妊娠期应尽量减少对乳房的刺激,因为刺激乳房容易诱发流产和早产。乳头凹陷的最佳纠正时机为产后半小时内第一次哺乳时。

3. 怎样正确纠正乳头凹陷?

(1)乳头伸展练习法(乳头十字操)。首先,两拇指分别放在乳头左右侧,慢慢由乳头向两侧拉开,牵拉乳晕皮肤及皮下组织,使乳头向外凸出。然后,两拇指分别放在乳头上下侧,由乳头向上下方拉开。以上步骤反复进行,每次持续5分钟,使乳头凸出,再用食指和拇指捏住乳头轻轻向外牵拉散收。

(2)注射器抽吸乳头法。首先,取20毫升刻度注射器一个,在1毫升标记处剪去注射器头部。然后,将注射器尾部紧扣乳头,左手持针筒,右手持活塞柄慢慢抽吸。可重复多次,但切勿回推活塞,以免乳头回缩。

4. 乳头凹陷时哺乳有什么注意事项?

（1）宝宝饥饿时吸吮力强，所以可先让宝宝吸扁平或凹陷明显的一侧，这样更容易吸住乳头及大部分乳晕。

（2）掌握正确的哺乳姿势，推荐尝试半躺式哺乳。

（3）如有涨奶，需要先挤掉部分乳汁，这样可使乳晕变软，哺乳更容易。

第五节
甲状腺疾病与母乳喂养

▼

1. 妊娠期可以进行甲状腺疾病相关检查吗?

无论是妊娠期还是哺乳期,如果发现甲状腺功能亢进,都需要积极做相关检查,以进一步明确诊断及帮助制定诊疗计划。其中,安全的检查包括血液相关化验、胎儿超声检查、甲状腺超声检查,危险的检查主要是指放射性相关检查。

2. 产后服用抗甲亢药物对哺乳有影响吗?

虽然一般情况下药物进入母乳的量很少,但是正在哺乳的甲亢患者如需使用治疗甲亢的药物,仍应权衡用药利弊。应当在医生指导下服药,包括药品的类别和具体剂量。不管是否调整或更换用药,服药时间都建议安排在哺乳之后，这样才能使药物对宝宝的副作用降到最低。

3. 什么情况下要警惕出现新生儿甲亢？

新生儿甲亢的症状和体征通常在出生后10天左右出现，具有甲亢高危因素的新生儿，如存在甲状腺毒症的血清学证据、妊娠期宝妈服用过治疗甲亢的药物、母体促甲状腺激素受体抗体（TRAb）滴度较高（超过参考范围上限3倍）、具有新生儿甲亢家族史等，在出生后均应密切监测甲状腺功能。出现明显甲状腺毒症症状，血清FT3、FT4、TT3、TT4水平增高和TSH降低，即可诊断为新生儿甲亢。

4. 妊娠期治疗甲状腺功能减退的药物有哪些？

治疗甲状腺功能减退的药物一般有左甲状腺素钠片、左三碘甲状腺原氨酸、干甲状腺片。妊娠期首选左甲状腺素钠片，该药物在FDA妊娠用药分级中为A类，对胎儿非常安全。孕前使用左三碘甲状腺原氨酸（LT3）、T3/T4联合或干甲状腺片治疗的女性，一旦开始备孕，建议改用左甲状腺素钠片。

5. 优甲乐对胎儿有哪些影响？

优甲乐作为妊娠期治疗甲状腺功能减退的药物，在FDA妊娠用药分级中为A类，对胎儿非常安全。但是，用药期间如长期不注意甲状腺功能的检测，导致TSH过低，则会对胎儿造成影响。因此，妊娠期实时监测甲状腺功能还是十分重要的。

6. 甲状腺功能减退的宝妈可以哺乳吗？

甲状腺功能减退的宝妈哺乳是安全的。

甲状腺功能减退患者补充的甲状腺激素是机体重要的营养物质，属于机体分泌不足时在治疗上进行的替代补充，对机体没有任何不利之处，只要补充剂量合适，就和补充钙剂、葡萄糖、维生素一样安全可靠。

宝宝主要依靠母乳中的碘合成甲状腺激素，因为单靠母乳中得到的甲状腺激素还远远不够。为了保障宝妈和宝宝的碘营养，世界卫生组织推荐哺乳女性的摄碘量比非哺乳女性增加 50 μg/d（微克/天）。

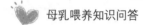

第六节
妊娠期糖尿病与母乳喂养

▼

1. 有妊娠期糖尿病的宝妈可以哺乳吗?

母乳喂养对宝妈及新生儿有诸多益处,而对控制妊娠期糖尿病的益处远超其他益处,因此多数情况下有妊娠期糖尿病的宝妈可以哺乳。无论是孕前合并糖尿病还是妊娠期糖尿病,有糖尿病的宝妈产后均应进行6个月纯母乳喂养,添加辅食后继续母乳喂养至少到24个月。卫生保健人员应当为妊娠期糖尿病产妇提供健康教育,教育内容包括肥胖与儿童发生2型糖尿病风险的关系,以及母乳喂养的益处。

2. 有妊娠期糖尿病的宝妈在哺乳时应当注意些什么?

为了避免低血糖的发生,建议接受胰岛素治疗的宝妈在哺乳之前和哺乳期间进食含碳水化合物的零食。诊断为妊娠期糖尿病的宝妈应当在产后6周及其后每年进行血糖筛查。进行哺乳的糖尿病宝妈是否停用糖尿病并发症的治疗药物需要咨询专业人员。二甲双胍和格列本脲在哺乳期使用的安全性已经得到证实，可以使用。

第七节
其他疾病与母乳喂养

1. 乙肝"大三阳"的宝妈可以哺乳吗？

虽然HBsAg阳性者的乳汁存在病毒，但哺乳并不额外增加乙肝的母婴传播风险。正规免疫接种是阻断母婴传播的最主要及最有效的手段。无论宝妈HBsAg呈阳性还是阴性，都应鼓励新生儿母乳喂养，且在预防接种前就可以开始哺乳。完成免疫预防后，新生儿具有免疫力，在宝妈乳头损伤出血、宝宝口腔损伤等情况下也可哺乳，无须检测乳汁HBV DNA水平。

2. 宝妈感冒后可以哺乳吗？

感冒不是哺乳的禁忌证，感冒是一种自限性疾病，一般5—7天可以自愈。宝妈在感冒时，体内会持续不断地针对这些病原体产生抗体，母乳中的抗体和免疫细胞也会增加，对宝宝起到保护作用。如果停止哺乳，反而可能使宝宝受到宝妈疾病的影响，也会使宝宝缺失重要的安抚来源。

宝妈在感冒期间应该做的是多休息，多饮水，清淡饮食，勤洗手，哺乳时戴上口罩。如果需要用药，可以在医生的建议下使用一些抗生素或镇静解热药物，这些药物在乳汁中含量极低，对宝宝的影响较小。

此外，家人应给予充分的关爱和理解，以帮助改善宝妈的身心状态，减少宝妈的压力，加速宝妈的康复。

3. 有病毒性肝炎的宝妈可以哺乳吗？

非急性感染期可以哺乳，同时应通过接种乙肝疫苗预防母婴传播。急性感染期是否可以哺乳，应当遵从医嘱。

4. 感染艾滋病的宝妈可以哺乳吗？

由于艾滋病传染风险高，所以感染艾滋病的宝妈不应当对宝宝进行母乳喂养，既不应当亲喂，也不可以把母乳挤出来喂养宝宝。一句话,提倡人工喂养,避免母乳喂养,杜绝混合喂养。

5. 感染巨细胞病毒的宝妈可以哺乳吗?

宫内传播是巨细胞病毒在母婴之间最重要的传播途径。哺乳也是巨细胞病毒传染的重要途径,特别是针对那些免疫力不佳的低体重早产儿。如果宝妈是感染者,宝宝在自然分娩时可能吸入宫颈、阴道分泌物,从而被感染。但这样被感染的足月儿通常没有症状。

尽管如此,对于足月儿、大于32周的早产儿、体重大于1 500克的早产儿,仍可正常哺乳。虽然母乳中可能含有病毒,但是同时宝宝也可以得到母乳中的抗体。不管是先天还是后天感染巨细胞病毒的宝宝,如果是母乳喂养的,由于母乳中抗体的保护作用,其健康状况相对会比较好。

而不进行母乳喂养的新生儿,也可能通过唾液等其他分泌物被感染,且不能获得母乳中的抗体,因此可能会出现较严重的健康问题,包括小头畸形和智力发育缓慢。

需要注意的是,当宝妈CMV IgM阳性时,应当暂停哺乳,等到CMV IgM转阴、CMV IgG阳性后再进行哺乳。

此外，可以对母乳进行处理后再喂给宝宝。处理母乳的方法有以下几种：

（1）在−20℃条件下冻存数小时后在37℃条件下融化。

（2）用巴氏消毒法，即将母乳加热到68℃—70℃，并保持30分钟。

（3）用高压锅将母乳煮沸至220℃。

母乳经过处理后感染的可能性大大降低，宝宝即使经母乳喂养引起感染，也几乎不会有症状，更无远期不良影响。

务必重视新生儿疾病筛查。新生儿疾病筛查是区分宫内感染与出生后感染的重要途径，一般在宝宝出生后2周内进行。因为宫内感染对宝宝听力的危害性远大于出生后的感染，所以应当重视新生儿疾病筛查。如果明确是宫内感染，应当积极与医生配合，进行持续的听力追踪，以便医生在必要时及时介入，避免宝宝错过语言学习的黄金期，保障宝宝有一个健康的未来。

6. 感染带状疱疹的宝妈可以哺乳吗?

带状疱疹（水痘病毒）是急性传染病，出疹前一天至完全结痂均有传染性，经呼吸道和直接接触传播。分娩时尚未完全结痂者,可引起母婴传播,围生期与病毒接触会产生问题。

如果宝妈在生产前5天至产后2天感染水痘,宝宝需要注射水痘免疫蛋白。据推测,该时期宝宝会面临感染,因为其出生前没有从胎盘获得来自母体的抗体。如乳房或乳房周围有水痘,需要及时处理。分娩前完全结痂者可正常哺乳。

如宝妈乳房或乳房周围有水痘,母乳需要处理后才能喂给宝宝。处理母乳的方法有以下几种:

(1)用巴氏消毒法,即将母乳加热到68℃—70℃,并保持30分钟。

(2)用微波炉将母乳煮沸。

(3)用常规加热法对母乳进行消毒。

7. 一般还有哪些情况需要慎重选择是否哺乳?

(1)宝妈正在接受放射性核素诊断或治疗,或暴露于放射性物质的环境中时,不宜哺乳。

(2)宝妈正在接受抗代谢药物/化疗药物及少数会在母乳内排出的药物治疗期间,不宜哺乳。

(3)宝妈如有严重的心脏病、肾病、肝脏疾病、高血压、糖尿病伴有重要器官功能损害等,有严重精神疾病、反复发作的癫痫、先天性代谢性疾病,哺乳可能增加其负担,导致病情恶化,不宜哺乳。

（4）宝妈患传染病并处于急性传染期,不宜哺乳。可定时用吸乳器吸出母乳以保证泌乳,待病愈且传染期过,可以哺乳。

（5）吸毒者在戒毒前不宜哺乳。

第八节
药物、手术与母乳喂养

▼

1. 正在服药的宝妈可以哺乳吗?

当宝妈需要使用药物时,往往担心会影响哺乳。其实,大多数药物很少进入母乳,也很少有药物会对母乳喂养的宝宝产生明显的不良影响。具体而言,参照哺乳期药物安全等级:哺乳期宝妈使用L1—L2级药物总体上是安全的;L3级以上的药物在服药期间建议宝妈暂停哺乳,等药物从体内清除后可恢复哺乳;通常在5个半衰期之后,药物在体内的残留可以忽略,这时恢复哺乳是安全的。

2. 做完乳房手术的宝妈可以哺乳吗?

乳房手术对哺乳的影响需要从以下几方面综合考

虑：手术切口的位置及大小、对乳腺组织及神经的损伤情况。由于乳头的乳腺管相对比较密集，所以手术切口离乳头越近，对乳腺管的损伤越大，对乳腺管通畅的影响越大。环乳晕切口会损伤第四肋间神经，而第四肋间神经支配着乳晕区域的感觉，对泌乳有非常重要的作用，因此乳晕周围切口发生泌乳不足的概率较高。有些手术需要切除一部分乳腺组织，切除的范围越大，对哺乳的影响也越大。因此，做过乳房手术的宝妈，除了鼓励哺乳外，还应当正确评估宝宝的摄入量。

3. 使用镇痛泵对哺乳有影响吗？

镇痛泵不仅可以缓解临产后的宫缩痛，改善分娩体验，还能缓解术后由于宫缩和切口等疼痛造成的影响。目前使用的镇痛泵是可靠的，不会影响母乳的安全性，而且抑制疼痛可以使宝妈更好地进行哺乳。

第二章

产褥期

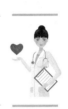

第一节
产后72小时母乳喂养的应对

1. 产后什么时间可以哺乳？

在出生后的10—30分钟内，新生儿的吸吮反射最强，这个时候开奶，对哺乳的成功展开最为有利。母乳分泌更主要是依靠新生儿的吸吮刺激，刺激越多越早，母乳的分泌量也会随之逐渐增加。早接触、早吸吮能减少宝宝哭闹，增进母婴感情，熟练喂养技能，有助于保持新生儿体温，还有利于促进宝妈宫缩，减少宝妈产后出血。

2. 一天哺乳多少次合适？

按需哺乳，每日8—12次，一侧乳房每次15—20分钟左右。在哺乳模式建立之初，宝妈应当主动关注宝宝需求，多进行皮肤接触。

3. 夜间需要哺乳吗？

夜间哺乳十分重要，因为夜间催乳素水平更高。尤其在最初阶段，或乳量不足时，一定要坚持夜间哺乳，这样可使大脑产生母乳的反射强烈，增加泌乳量。

宝宝的消化能力及胃容量决定了其为多餐制，一般24小时需8—12次的喂养，夜间哺乳不可缺少。

夜间哺乳或宝妈非常疲劳时不建议躺着哺乳。哺乳时注意观察宝宝的呼吸和面色。

4. 怎样的哺乳姿势是正确的？

宝妈和宝宝都感觉舒适放松的姿势就是最正确的哺乳姿势。一般可以让宝宝的胸腹部紧贴宝妈的胸腹部，宝宝的耳朵、肩部及臀部呈一条直线，头略高于臀部。宝宝面对乳房，通常的姿势有摇篮式、交叉式、橄榄球式、半躺式、侧卧位等。

5. 怎样的含接姿势是正确的？

首先，将宝宝鼻尖对着乳头，使其嘴在乳头略下位。

然后，刺激宝宝张嘴，将乳房送入宝宝口中。此时，宝宝嘴张大（大于90度），上下唇外翻，含住乳头及大部分乳晕；舌头呈勺状环绕乳晕；口腔上方可见更多乳晕，呈不对称或汉堡式含接。吸吮时宝妈没有痛感。

6. 怎样的哺乳姿势不会累？

哺乳没有固定姿势，宝妈首先要学会怎么抱宝宝，让宝宝更贴近自己。在哺乳时宝妈只要感到舒适就可以了，同时兼顾宝宝的头和肩部、臀部呈一条直线（如果是摇篮式的哺乳姿势，宝宝的头颈部可以靠在宝妈的肘部，而不是前臂）。

无论什么哺乳姿势，都不要硬性固定宝宝的头。踏脚凳、枕头、靠垫、带扶手的椅子等都是很好的辅助工具，可以帮助宝妈在坐着或躺着时获得充分的支撑，减轻怀抱宝宝姿势的僵硬感。

7. 母乳会引起宝宝过敏吗？

哺乳期母乳导致的过敏发生率非常低，相关指南并不推荐在妊娠期和哺乳期回避常见的过敏食物（花生、乳制品、鸡蛋、小麦类、坚果和海产品类）。宝宝是否存在母乳过敏,需要医生进行鉴别诊断,如果被诊断为母乳过敏,则可以根据医生的要求进行相应的饮食限制或回避。

第二节
产后注意事项

▼

1. 产后饮食要注意什么？

一般人群膳食"八项准则"为：食物多样，合理搭配；吃动平衡，健康体重；多吃蔬菜、奶类、全谷、大豆；适量吃鱼、禽、蛋、瘦肉；少盐少油，控糖限酒；规律进餐，足量饮水；会烹会选，会看标签；公筷分餐，杜绝浪费。产后饮食在参考这些准则的基础上，尤其应当做到以下几点：

（1）增加富含优质蛋白（鱼、禽、蛋和瘦肉）和维生素A（动物性肝脏、蛋黄）的动物性食物及海产品（海带、紫菜、海鱼、贝类）的摄入量，选用碘盐。

（2）饮食多样不过量，既不能吃得太多太好，也不能盲目忌口。一味纯素饮食是不科学的。

（3）少量多餐，一日可以吃5—6餐。

（4）注意补充水分。

（5）忌烟酒，避免饮用茶和咖啡。尼古丁、酒精和咖啡因可进入母乳，对宝宝的生长发育、神经系统和睡眠状况均有不利影响。

为了促进母乳的正常分泌，保证母乳的质量，产后不仅要合理膳食，还需要保持愉悦的心情，保证充足的睡眠，坚持哺乳，适量运动，逐步恢复适宜体重，以降低罹患乳腺癌、卵巢癌和2型糖尿病等的风险。

2. 产后乳房要注意什么？

（1）佩戴舒适合身的棉质文胸。

（2）使用防溢乳垫时注意及时更换，乳垫潮湿会引起乳头疼痛。

（3）哺乳后挤出一些乳汁，涂抹在乳头和乳晕上，使其自然风干。避免用肥皂或酒精之类擦洗乳头。

（4）哺乳前用温水轻擦乳房和乳头。若乳头平短、假性凹陷，可做手法牵引使乳头尽量凸起，方便宝宝有效含接。

（5）乳头疼痛或破损大多是由于哺乳姿势不正确，应及时纠正姿势。破损的乳头可用专用乳头膏涂抹。

（6）乳房肿胀期不要擅自开奶，应通过加强喂养，即增加哺乳的次数和量，以刺激乳汁的分泌和排出，促进哺乳的成功。哺乳后可用卷心菜冷敷乳房，以缓解不适感。

第三节
乳量与食量

1. 初乳看起来这么少，宝宝够吃吗？

宝妈的初乳量和宝宝的胃容量是匹配的。新生儿生理性胃容量很小，相当于小弹珠的大小，会在出生后的4天内逐渐增长。宝妈的初乳量在产后2—3天左右匀速上升，宝宝吸吮越早越频繁，产乳也越早越多。

2. 如何判断宝宝是否吃饱？

判断新生儿是否吃饱，应遵循看"出"不看"入"的原则。所谓"出"，即大小便次数，也包括对体重的把握。正常情况下，大小便平均每天4—6次。最初每天至少1次，之后每天递增1次，1周后增至5—6次。出生后体重应在生理性跌磅（详见本书第二章相关解答）范围内。

此外,还要观察睡眠和寻乳情况。吃饱的宝宝,哺乳后能安睡2—3小时。如果哺乳后用乳头触动宝宝口角时,宝宝追寻乳头寻乳,吸吮频率更快、时间更长,则说明宝妈乳量不足。

3. 新生儿一般应该吃多少?

出生天数	胃 容 量	喂 养 量
第1天	相当于弹珠大小	5—7毫升
第2天		10—13毫升
第3天	相当于乒乓球大小	20—27毫升
第4天		36—46毫升
第5天	相当于鸡蛋大小	43—57毫升

4. 泌乳不足怎么办?

增加亲喂次数,频繁哺乳,用吸乳器增加对乳房的刺激。坚持夜间哺乳,增加母婴皮肤接触。宝妈要调整好作息,应尽可能与宝宝同步休息,保证充足的营养条件。

泌乳是否充足与宝妈的心理因素及情绪情感关系极

为密切。所以，宝妈在任何情况下都要不急不躁，以平和的心态面对生活中的一切。家人应给予充分的保障。

5. 母婴分离后怎么保持泌乳?

为了保证泌乳，产后6小时内可用手或吸乳器挤乳/吸乳。如果需要收集母乳，尽量采用吸乳器。24小时内挤乳/吸乳8—10次，每次间隔2—3小时。每次每侧挤乳/吸乳15分钟左右。夜间催乳素水平更高，坚持夜间挤乳/吸乳。

手挤乳方法: 大拇指和食指分别置于乳头上下，乳晕外缘处，手指边后压边向乳头位置用力，反复"压—紧—松"挤压动作。

吸乳器吸乳: 要由低到高逐步调整到身体适应的吸力。

6. 母婴分离时收集母乳应注意些什么?

(1)洗净双手，并确保吸乳器、奶瓶、储奶袋等经清洁消毒。

(2)足月儿使用的容器需清洁，早产儿使用的容器需无菌。

（3）每次使用单独容器收集母乳，吸出的母乳分别冷藏。

（4）每份母乳的量不宜太多，60—120毫升为佳，以方便喂食，避免浪费。

（5）母乳冷冻后体积会膨胀，容器中应预留一定空隙，乳量不宜超过四分之三。

（6）每份母乳注明吸乳日期及时间。

（7）储奶袋勿重复使用。

（8）每次吸出的母乳应尽快冷藏，若要长久保存则要存于冷冻室。

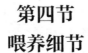
第四节
喂养细节

1. 哪些现象表明宝宝需要哺乳了？

（1）宝宝张嘴寻找乳头。

（2）宝宝睡觉时眼球快速运动，或嘴有吸吮动作，或发出响声，伸舌头。

（3）宝宝吃手。

（4）宝妈用手指抚弄宝宝面颊，宝宝转头或寻找乳头。

（5）宝宝烦躁、哭闹。

需要特别注意的是，不要在宝宝特别饥饿时哺乳，避免过度喂养，引起宝宝胃部不适或其他消化问题。

2. 宝宝刚出生那会儿一直吸乳，怎么过了一段时间就不愿意吸了呢?

宝宝在出生后的4小时内，本能地对母乳充满兴趣。这段时间非常重要，宝妈若抓紧机会哺乳，可为后续哺乳的顺利开展奠定良好基础。

宝宝在接下来的4—12小时内可能会进入间断的睡眠状态，也就是所谓的不要吸乳了。因此，宝妈要观察好宝宝的反应，尽可能按需喂养，时间可长可短，不必过分纠结。在数次喂养过程中，宝宝可能只有1—2次能很好地含接乳头，妈妈一定要有充分的思想准备和十足的耐心。

3. 如何唤醒宝宝进行哺乳?

唤醒宝宝的方法很多，比如换尿布、轻轻搓背、触摸脚底、擦擦脸等。同时给予喂养尝试，并抓住寻乳信号：用乳房轻触宝宝下嘴唇或下巴，宝宝会张嘴或伸舌；把宝宝放在胸前进行皮肤接触；将母乳挤一些在宝妈小指上，诱导宝宝吸吮。必要时进一步增加皮肤接触，再次尝试哺乳。

在唤醒和喂养过程中千万不要使用奶瓶、奶嘴,以使宝宝每次尝试吸吮到的都是宝妈的乳房,避免乳头错觉。

4. 宝宝一直睡觉是不是意味着不需要哺乳?

每隔2—3小时,宝妈可以适当给宝宝一些觉醒刺激,以让宝宝醒来并寻乳吸乳。如轻捏宝宝的耳垂、轻摸宝宝的脸颊、轻弹宝宝的足底等。记住,动作一定要轻柔。如发生宝宝不愿吮吸母乳的现象,宝妈也可先尝试母婴裸贴。

母乳喂养应早接触、早吸吮、早开奶,裸贴可以让宝宝更好寻乳,为母乳喂养做好准备,而让宝宝反复尝试吸乳,可以为宝妈后期产乳打好基础。

通常宝宝出生后1—2天,羊水未消化、胎粪未排出,需要的乳量非常少。不要因为母乳不足、宝宝长时间熟睡而放弃母乳喂养,盲目添加配方奶。

5. 宝宝的各种哭声有什么特别的含义吗?

(1)正常啼哭。一是运动性啼哭:没有原因。哭声响亮,有节奏;面色红润,有泪痕,四肢运动正常,呼吸平稳,表情安静。针对该种情况,建议不用理会,如有眼泪则及时擦去,避免泪液流入外耳道,适当安慰即可。二是饥饿性啼哭:饿了。啼哭时间较长,声音渐弱,间歇期有张嘴、吮指、伸舌头的表现。针对该种情况,建议可以喂奶啦,宝宝饿了。

(2)需求性啼哭。一是衣物不适:哭声较大,双手乱抓、双足乱踢,包裹较多时伴有面部红润、出汗现象。二是便前:哭声较低,由于腹部不适,伴有双足乱蹬现象,可以观察到宝宝有屏气动作。三是便后:此时的哭闹类似于便前,宝宝两腿蹬被,但发生的时间点一般在刚睡醒时或哺乳后。针对以上情况,建议寻找原因,解决问题。比如更换清爽尿布,穿着合适衣物。

(3)孤独性啼哭。出生后的3个月这一现象常发生,宝宝在母体内熟悉了宝妈的心跳声,离开母体后不习惯。出生后当宝宝需要爱的关怀时便会哭闹,面色红润,反射正常。针对该种情况,建议把宝宝抱在怀中,靠近左胸轻拍安抚,宝宝获得安全感后哭声便会渐止。

(4)惊吓性啼哭。突然的震动、响亮的声音或者陌生人的出现等,都容易吓到宝宝。在啼哭之前瞬间多有四肢抖动的表现,面色惊恐,紧张不安,哭声响亮,伴有泪痕。针对该种情况,建议宝宝周围的环境保持安静,避免噪声;宝宝熟睡时不可突然打扰,尽量避免宝宝与陌生人直接接触。

(5)病理性啼哭。啼哭无力,持续时间长,反复发生,表情痛苦,不愿吸乳,吸吮力差,常伴有发热、皮肤颜色异常、声音嘶哑、呕吐、腹泻等异常情况,需及时就医。

早裸贴,多亲喂,宝妈就会越来越了解自己的宝宝,更能听懂宝宝哭的"语言"了。

6. 什么是新生儿打嗝与溢奶?

打嗝是因为新生儿膈肌未发育完全而引起的,持续打嗝是因为膈肌痉挛,一般会自行停止。缓解办法包括喂奶、弹脚底使啼哭。

溢奶是指宝宝吃奶后,如果立即平卧床上,奶汁会从口角溢出,甚至把刚吃进去的奶全部吐出。喂奶后将宝宝竖抱一段时间再放到床上,溢奶情况就会明显减少。喂奶后将宝宝头偏向一侧,可以避免溢奶后呛入气管。

7. 怎么预防新生儿吐奶?

新生儿由于消化系统结构和功能还在完善中,容易吐奶是正常现象。关键是预防吐奶导致的窒息，注意几点：

（1）把握喂奶时机，不要等宝宝急哭时才喂，那样宝宝容易吸入空气，吸吮和吞咽不协调导致呛奶和吐奶。

（2）瓶喂时注意奶液要充满整个奶嘴。

（3）喂奶过程中感觉有奶阵时最好用手指按压。

（4）喂完后轻拍宝宝背部3—6分钟。

（5）喂奶后将宝宝的头转向一侧睡。半小时内注意观察。

如发生呛奶，将宝宝的头侧向一边拍背，或让宝宝伏在手臂俯卧位拍背，清理鼻中残留奶液。其后不要急于加奶，安静观察一段时间，再酌情做进一步处理。

8. 什么是纯母乳喂养？

世界卫生组织建议6个月内的新生儿坚持纯母乳喂养，是指不添加任何食物（包括水分），单纯使用母乳喂养宝宝的方式。

9. 纯母乳喂养有哪些重要性？

（1）增加母婴之间的感情。

（2）减少乳头错觉及宝宝过敏。

（3）避免因添加母乳以外的食品，减少宝宝吸吮次数而造成宝妈母乳不足。

（4）增加宝宝的免疫力，预防感染。

（5）母乳是更卫生、更健康、更全面的食物。

10. 为什么要按需哺乳？

按需哺乳是指喂养间隔时间和持续时间没有限制，只要宝宝饥饿或宝妈奶涨就可哺乳。这样有利于促进母乳的分泌，保持足够的母乳，增进母婴感情。一般每天8—12次，一侧乳房每次15—20分钟左右。在最初喂养时，宝妈应主动接触，了解宝宝的需求，有些宝宝闭着眼睛也会吸乳。

需要特别注意的是，如果宝宝睡觉过久（一般超过3小时），应当唤醒宝宝试喂母乳。

第五节
乳头疼痛和破损

1. 乳头疼痛的原因有哪些?

引起乳头疼痛的主要原因,一般是喂养姿势尤其是含接姿势不正确,通常在纠正后可以改善。此外,宝妈有乳腺感染、雷诺氏症,新生儿舌系带过短,也会造成乳头疼痛。

2. 如何预防乳头疼痛?

母乳喂养初期可能会让宝妈感到一些不适,但如果出现持续疼痛,那就意味着哺乳过程存在问题,需要调整和纠正。在排除疾病影响的情况下,重点检查哺乳姿势和含乳方法是否正确。

哺乳姿势要点:宝宝的耳朵、肩部和臀部在一条直线上；宝宝的身体朝向并贴近宝妈；宝宝的头和颈部得到支撑；准备姿势应使宝宝鼻子正对乳房。

含乳方法要点：宝宝嘴巴张大，将乳头和大部分乳晕含在嘴里；宝宝口腔上方露出的乳晕比下方多；宝宝的下唇向外翻；宝宝下颌紧贴乳房。

3. 乳头破损的常见原因是什么？

乳头破损是哺乳期常见的问题，尤其在最初阶段。原因大致可分为四种：

（1）哺乳姿势不对，尤其是宝宝的含接姿势不良是造成乳头破损的最常见原因。

（2）新生儿口腔结构问题，如舌系带短。

（3）宝妈乳头问题，如过短、过平、凹陷等。

（4）宝妈感染疾病。

4. 如何应对乳头破损？

（1）注意正确的哺乳姿势与含接姿势。

（2）哺乳完毕后切勿从宝宝嘴里强拉出乳头，可用手指轻压宝宝下巴，宝宝停止吸乳后再轻轻退出乳头。

（3）禁用肥皂或酒精之类擦洗乳头，以免引起局部皮肤干燥、皲裂。每次哺乳后挤出一些母乳，涂抹在乳头和乳晕上，待其自然风干，可以起到保护乳头的作用。

（4）乳头皲裂严重时可暂停哺乳1—2天，用吸乳器采用柔和的吸力将母乳吸出来喂宝宝，以避免伤口恶化，促进皲裂愈合。

（5）宝妈应穿宽松的棉制内衣并戴胸罩，当胸罩潮湿时应及时更换。

5. 如何预防乳头破损？

通常情况下纠正喂养不良姿势，大多数乳头破损情况都能改善。如果新生儿口腔结构有问题，应请医生介入诊治。如果是宝妈乳头问题，可以用些器具和手法加以矫正，过渡期可以将母乳吸出来间接喂养。早期保持泌乳状态，有些随着宝宝长大、吸吮能力加强，也能过渡到亲喂。比较严重的破损可以在医生的建议下使用些抗生素类软膏、喷雾等，但要注意一旦局部使用药物，哺乳时一定要清洁干净。如果宝妈有疾病，一定要及时就诊治疗。

乳头破损严重影响宝妈哺乳体验，会降低宝妈喂养的信心，导致母乳喂养效果不佳。因此一定要预防，要保持正确的喂养姿势，每次喂后可以涂些母乳或乳头保护膏，及时发现问题，及时纠正问题，及早预防感染。

第六节
乳房肿胀与奶涨

1. 怎样应对乳房肿胀期?

（1）处理肿胀。处理肿胀最重要的是要及时排出乳汁,可通过以下方法让乳汁尽快排出:

亲喂:当宝宝愿意吸吮时,让宝宝正确含接,频繁、有效、不设限地吸吮是排出乳汁最直接、快速的方式。

软化乳晕:当乳晕肿胀时,可通过手指反向按压乳晕（力度持续稳定避免疼痛）,使乳晕变柔软,宝宝能更有效地含接。

吸乳和挤乳:当乳房肿胀时,可通过吸乳器或手挤乳的方式使乳汁尽快排出。

（2）提高舒适感。在处理肿胀的基础上,可通过以下方法使乳房更舒适:

卷心菜局部冷敷法:将卷心菜叶撕下来,贴于乳房并露出乳头乳晕,可缓解疼痛,但对缓解肿胀无效。

冷敷法:将乳房冷敷贴贴于乳房上,也可用宝宝退热贴。选用那些只有薄荷成分的,要本身就能带走热量的退热贴。冰敷眼罩覆盖面积不大,在奶结部位不大的时候用效果也是不错的。

2. 怎样缓解奶涨?

产后尽早让宝宝频繁、有效地吸吮能够帮助预防奶涨。宝宝吸得越多,乳腺管越通畅,奶涨情况就缓解得越快。所以说宝宝才是宝妈最好的"开奶师"。

要做到每天哺乳8—12次,每次每侧15—20分钟左右,双侧乳房都要喂哺。每次哺乳时先吸空一侧乳房后再换另一侧乳房,轮流交替进行。必要时可以进行乳房按摩或用手挤乳的方法进一步排空乳房。

哺乳期间要保持愉悦心情,根据喂哺需要调整作息时间。要知道每天有一个好心情对宝妈来说是非常重要的。

第七节
产后乳腺炎

1. 如何预防产后乳腺炎的发生?

引起乳腺炎的主要原因是"乳汁淤积+细菌感染",因此针对性地做好预防十分重要。

(1)保持乳房清洁,注意哺乳时的手卫生。

(2)禁用酒精、香皂类清洁用品清洁乳头。

(3)宝宝口腔有炎症时应停止哺乳。

(4)防止乳汁淤积。

(5)产后30分钟内开始哺乳。

(6)每次应保持正确的哺乳姿势和含接姿势哺乳。

(7)每隔2—3小时哺乳一次,每侧15—20分钟左右,或按宝宝需要进行哺乳。

(8)提高每次亲喂的有效性。

(9)及时排出多余母乳,如有淤积,用吸乳器或手挤乳的方式排出。

（10）及时纠正乳头凹陷。

2. 得了乳腺炎还能哺乳吗？

早期（发热、寒战、头痛，有时恶心、呕吐，乳房疼痛、局部发红）可以坚持哺乳，而且要增加哺乳次数。

化脓期（乳腺局部化脓）则需慎重：患侧乳房应停止哺乳；用吸乳器或手挤乳的方法将母乳排出来喂给宝宝；健康侧乳房可以亲喂。

3. 如何区分产后乳腺炎和奶涨？

正常母乳充盈的过程是分泌的母乳在乳房内积存的表现，哺乳结束时乳房内乳量最少，宝妈会感到乳房松软而轻松。随着母乳的不断产生，母乳在乳腺管系统内不断积聚，如果宝宝没有吸吮，宝妈会感觉乳房逐渐发胀（有些宝妈感觉不明显）。

若哺乳后乳房局部肿胀形成块状，甚至乳房的其他部位松软后肿块部位更为凸出，肿块表面皮肤正常，边界清晰，则可能为乳汁淤积。局部的乳汁淤积，一般通过宝宝的勤吸会缓解的,但若采用不合理的方式进行处理,比如以暴力手法按摩,不仅不能解决问题,还可能使肿块出现红肿热痛症状,进而演变成乳腺炎。这时切记务必寻求乳腺科医生的帮助,及时使用抗生素等药物治疗。

4. 哪些情况要及时去医院就诊?

以下情况出现任何一种,均应及时到正规医疗机构乳腺科就诊:

(1)乳汁淤积经过8—24小时处理后局部症状未见好转。

(2)持续发热超过38.4℃。

(3)出现乳房红肿、灼热和肿胀或较前明显加剧。

(4)乳汁内出现脓液或者血液。

第八节
乳头错觉

1. 乳头错觉是怎么造成的?

(1)乳头有明显的凹陷、扁平,造成宝宝吸吮不适。

(2)各种原因的母婴分离导致未及时进行早期喂养,恢复亲喂后宝宝一时不能适应。

(3)早期喂养时由于宝妈及家属对母乳喂养知识掌握甚少,认为在宝宝出生最初几天里母乳少,怕宝宝吃不饱,因而在初次哺乳成功后即进行人工喂养,造成宝宝对亲喂的不适应。

2. 如何预防乳头错觉?

(1)正确喂养。产后30分钟内母婴早接触、早吸吮,可使新生儿早期出现反射。产后3天内如发生乳量不能满足新生儿需求的情况,应加强吸吮,按需供给,也就是只要宝宝需要,宝妈就给宝宝吸吮,以刺激乳汁分泌。宝宝出生后体重第一天下降超过5%,3天内下降超过7%,或通过医生护士评估确有必要,可先协助有效吸吮母乳,再遵医嘱用勺子喂养补充配方奶,或使用吸乳器吸乳喂养,防止之后乳头错觉的发生。

(2)建立信心。有的宝妈产后3天内乳量较少属于正常现象,不要过于担忧。保持乐观心态,以利乳房泌乳,不要轻易添加配方奶。在确属必要时可以添加配方奶,但只要不使用奶瓶,也可以较好地防止乳头错觉。

(3)纠正乳头。详见本书第一章相关解答。

3. 发生乳头错觉后宝宝拒绝哺乳怎么办?

宝妈的喂养信心要坚定,家属应予以支持和配合。

初期纠正方法:

(1)对张嘴待母乳流入再吞咽或触及乳头即哭闹的宝宝,可先挤出少许母乳至其口中,宝宝在吞咽时一般会产生闭嘴吸吮动作。

(2)将母乳挤入瓶中,取一支塑料管,一端放入瓶中,一端放在宝妈乳房上且靠近乳头,当宝宝含接成功后即从瓶中挤出少许母乳,诱导宝宝吞咽吸吮动作,逐步达到宝宝主动吸吮。

中后期纠正方法:

(1)应在宝宝不甚饥饿、较安静的状态下进行。

(2)抚摸轻弹宝宝足底,将其唤醒。

(3)宝妈调整合适的喂养姿势,乳房下垂便于含接,宝妈与宝宝做到"三贴",即胸贴胸、腹贴腹、下颌贴乳房。

(4)先用乳头刺激宝宝嘴唇诱导其觅食反射,待宝宝嘴张到足够大时,稍微捏起乳头以增加长度并快速将乳头及乳晕送入宝宝嘴里。

(5)过程中宝妈需要很大的耐心,多尝试,直到宝宝舌头呈勺状环绕住乳晕,面颊鼓起呈圆形,产生慢而深的吸吮。

(6)如宝妈乳头扁平、凹陷,应及早使用乳头保护罩,使宝宝易于含接。通过宝宝的吸吮,部分宝妈可纠正乳头凹陷的情况。

第九节
新生儿腹泻、跌磅与母乳喂养

1. 新生儿腹泻的主要原因有哪些?

（1）喝的奶液过凉。

（2）肚子着凉。

（3）细菌感染、大肠杆菌感染和病毒感染。如果新生儿的大便呈黏液状或有便血并伴有发烧、腹泻等情况,需要去医院就诊排查病因。

（4）过敏。如果新生儿发生过敏性腹泻,可以先排查其过敏源。如果过敏非常严重,需要去医院就诊。

（5）乳糖不耐受。如果新生儿的大便呈黄色或绿色蛋花样,并伴有酸臭味,其可能存在乳糖不耐受。针对这种情况,可在母乳中添加乳糖酶对乳糖进行分解。

2. 如何预防新生儿腹泻?

母乳喂养有预防新生儿腹泻的功能。需要注意的是,新生儿大便形态比较松软,肛门括约肌比较松弛,一般要到3岁左右才完全发育成熟,因而其放屁带屎属于正常生理现象,不是腹泻。

最常见的引起腹泻的过敏源是牛奶蛋白及牛奶制品,牛奶蛋白过敏症状无特异性,可能会累及多个器官系统。因此,喂养新生儿时不要轻易添加配方奶,即使只有1—2次。世界卫生组织建议6个月内的新生儿坚持纯母乳喂养,作为预防和降低过敏性疾病的自然方式。

如果明确新生儿过敏,可根据症状,结合宝妈进食情况加以判断,选取不同类型的方法进行食物排查。同时还是要正常哺乳,这非常关键。

随着新生儿的生长发育,其逐渐对某些食物变得耐受,母乳中的特异性IgA也可以保护其肠道——大量的免疫活性因子是奶粉中所没有的。如果能明确是哪种食物引起新生儿过敏,后续喂养期间持续回避该种食物即可。

需要特别注意的是,宝妈如果长期限制自身饮食状态,建议到营养科评估自身营养摄入情况。宝妈只有保持健康状态,才能够更好地喂养新生儿。

3. 新生儿跌磅是正常的吗?

新生儿体重是衡量其生长发育的重要标志。正常的生理性跌磅不用慌张,食欲下降等异常情况则应早予重视。

生理性跌磅是指新生儿在出生后的第1周内出现体重下降,一般不超过10%,多是由于胎便和尿液排出体外以及通过皮肤途径丢失水分引起的。通常来说,新生儿出生后8小时体重开始下降,在4—5天达到峰值。除此之外,新生儿在出生的前几天食量较少,也会导致体重出现轻微的下降。一般情况下,哺乳方式正确,早吸吮、早开奶、频繁多次不限制哺乳,不人为干预添加配方奶或遵医嘱合理使用配方奶,新生儿的体重在7—10天便能恢复到出生时的状态,最晚不超过14天,不需要特殊处理。

需要特别注意的是,如果新生儿在出生后出现哭闹不止及食欲下降等症状,也会导致体重下降,而且短时间不能恢复正常体重,体重下降量可能会在3天内超过7%。针对这种情况,应尽早明确原因,采取科学应对措施。

第三章

哺乳期

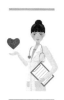

第一节
哺乳期宝妈的饮食

1. 哺乳期宝妈需要忌口吗?

和妊娠期一样,健康、均衡的饮食是哺乳期饮食的关键。以下三大类食物是哺乳期宝妈需要控制摄入量的:

(1)酒、咖啡、茶等有兴奋作用的饮品。这类饮品会抑制催乳素的分泌,从而减少泌乳量。在哺乳期应尽量避免饮酒及含酒精的饮品,如果饮了又担心对宝宝有影响,可以将最近一次的母乳挤掉弃用。咖啡因能够很快进入母乳,宝宝代谢咖啡因的能力比较弱,摄入量过多会使其烦躁或造成睡眠障碍。哺乳期宝妈咖啡因摄入量应低于300毫克/天。

(2)高FODMAP食物,即可发酵的低聚糖、双糖、单糖类和多元醇类食物。这类食物,如洋葱、韭菜、大蒜、豆类乳制品,可快速发酵且会刺激肠道蠕动,在肠道内产生气体,使肠道膨胀。由于个体对这类食物存在较大的代谢差异,因此宝妈应该评估自身和宝宝的情况,以不产生胃肠道不适的摄入量为佳。

(3)过敏类食物。母乳导致的过敏发生率非常低,相关指南并不推荐在妊娠期和哺乳期回避常见的过敏食物,如花生、乳制品、鸡蛋、小麦类、坚果和海产品类。宝宝是否存在母乳过敏,需要医生给予鉴别诊断,如果被诊断为母乳过敏,可以根据医生的要求进行相应的饮食限制或回避。

2. 哪些食物可用来催乳?

各类鱼汤(河鱼)、鸽子汤等,可以用来催乳。下面介绍几种汤粥的制作。

白木耳冰糖汤:白木耳25—50克、冰糖50克。白木耳、冰糖放入砂锅中,加水3 000克,用小火煨烂后连汤食用。

猪肝菠菜汤:猪肝、菠菜各200克,精盐、酱油、味精、猪油适量。将猪肝切成小薄片,菠菜洗净、切段,同放入锅内加调料做汤食用。

鲫鱼枸杞汤:鲫鱼3条(约750克),枸杞、姜末、精盐适量。去除鲫鱼内脏,洗净,用水烫一下。将枸杞用温水洗净后,用砂锅先煮20分钟,去渣。再将鲫鱼、姜末放入汤内同煮至熟。临食前加精盐。

花生猪蹄汤:猪蹄4只,花生250克,姜末、精盐适量。将猪蹄去毛洗净,与花生、姜末同炖至熟。临食前加精盐。

赤豆粥:赤小豆、糯米、红糖适量。赤小豆、糯米淘净后煮粥,加红糖食用。

芡实粥:糯米200克、芡实200克,红糖适量。糯米淘净,芡实(新鲜者研烂如膏,陈者研如粉)。同煮成粥,食用时加适量红糖。

猪肾粥:糯米200克、猪肾2个、葱白2根。糯米淘净,猪肾洗净后切碎,葱白2根捆成团,同煮成粥后食用。

鸡汤粥:糯米200克、鸡汤适量。将糯米和鸡汤同放入砂锅,煮成粥后食用。

3. 宝妈只要吃得好,母乳的质量就好吗?

母乳中蛋白质、脂肪、碳水化合物及能量含量与宝妈膳食中的成分无显著相关性,只要宝妈没有营养不良,母乳中营养成分的含量便不受膳食的影响。

4. 什么是正确又不会增重的饮食？

哺乳期宝妈需要的是健康、均衡、多样化的膳食。食物多样不过量，保证碳水化合物、适量脂肪和优质蛋白质的摄入。重视维生素和膳食纤维及微量元素的补充。喝自己想喝的，适当补充水分，忌饮酒、茶和咖啡。调味适口不重口，忌油腻。

有文献显示，哺乳期女性与非哺乳期女性的减重速度无显著差异。既然大家减重的难度系数相同，就不必让减重成为心事，要放轻松。

5. 哺乳期能饮酒吗？

有文献显示，超过2克/千克的酒精摄入会完全抑制喷乳反射，酒精可进入母乳，大量酒精对宝宝的运动功能发展具有负面作用。所以，应尽量避免饮酒及含酒精的饮品，无法避免时总量不要超过0.5克/千克/天。饮酒后至少要2小时以后再哺乳，务必使母乳中的酒精浓度降至最低。

对于无法避免饮酒的情况，建议在饮酒前先哺乳，还可以把母乳挤出储存，或将冻奶放入冰箱冷藏室开始解冻，以便喂养。饮酒期间及体内酒精代谢完之前，可以先用挤出来的母乳或已经解冻的母乳喂宝宝。千万不要给婴幼儿尝试酒及含酒精的饮品。

6. 哺乳期能吸烟吗？

尽管吸烟不是母乳喂养的绝对禁忌，但是应该严格控制。据研究，宝妈吸烟与婴儿呼吸道过敏症和婴儿猝死综合征的发生明显相关，宝妈吸烟也是母乳分泌减少和婴儿体重增加缓慢的一个危险因素。为了宝宝的健康，请有烟瘾的宝妈放下手中的"小烟囱"吧。

需要特别注意的是，哺乳期宝妈也应尽量避免吸入二手烟。哺乳期宝妈身边如有吸烟者，应当引起重视。

7. 添加辅食后宝宝就不需要吃母乳了吗？

米类及其他辅食中富含烟酸、vitB1、vitB2等，但很多辅食会增加宝宝的饱腹感，减少或影响母乳摄入，进而导致宝宝营养不良甚至抵抗力下降。米汤及辅食中的营养无法与母乳相比。所以，即便是出生6个月后的宝宝，母乳依旧是其主要的能量来源及补充钙的重要途径之一，尤其是母乳中富含的乳铁蛋白、免疫因子等更是其他任何物质所无法替代的。6个月的宝宝可逐渐添加辅食，并持续母乳喂养至2岁或以上。

在添加辅食前，宝宝的母乳需求量约为900毫升/天。6个月左右的宝宝对母乳的需求量会逐渐调整至约700毫升/天，乃至12个月左右时为300—500毫升/天。建议在纯母乳喂养6个月的基础上，以宝宝需求为导向进行母乳喂养。辅食添加的原则为从少到多，从稀到稠，从品种单一到品种多样。至于具体如何才是最合适的，需要在喂养过程中不断学习、评估和调整。

8. 恶劣生活条件下可以进行母乳喂养吗?

母乳含有众多免疫因子，如SIgA、乳铁蛋白、双歧杆菌、溶菌酶、低聚糖、补体C3、过氧化氢酶、乳肝褐素等，是宝宝天然的保护伞。母乳拥有广泛的抗体活性，包括抗大肠杆菌、沙门氏菌属及革兰氏阳性杆菌抗体活性，可以抑制致病性大肠杆菌、葡萄球菌、绿脓杆菌、脂嗜热杆菌、白色念珠菌等的生长。各类免疫因子或协同或各自发挥作用，可降低腹泻、肺炎、鹅口疮等消化道疾病、呼吸道感染侵袭宝宝的机会。母乳总渗透压不高，不易引起坏死性小肠结肠炎。而且，有文献显示，只要宝妈不是极度营养不良，即便在比较恶劣的生活条件下，母乳的基本品质仍然可以得到保证。

因此，在恶劣生活条件下，更要坚持母乳喂养，母乳喂养比混合喂养或人工喂养都更具优势，能更好地保护宝宝。

第二节
喂养方式和作息

▼

1. 母乳喂养的最佳方式是什么？

亲喂是最安全健康的母乳喂养方式，也是最适宜母婴建立亲密关系的喂养方式。如果宝妈愿意亲喂，请不要引导宝妈和宝宝分开，用吸乳器吸出瓶喂，因为这样会增加二次污染的概率，给母婴带来一些风险。

2. 亲喂等于奶睡吗？

造成奶睡的原因是多种多样的：宝宝被喂哺后，宝妈的怀抱、喂后的满足感和安抚感，以及母乳中含有的能够镇静助眠的天然吗啡类物质，都会使其很快进入睡眠状态；宝宝吸吮母乳过程中耗费体力，可能导致疲劳入睡；宝宝发育期间需要较多睡眠，有着易于睡着的本能；等等。总之，亲喂不等于奶睡，不要因为担心宝宝奶睡而放弃亲喂。

3. 可以长期用奶睡哄宝宝吗？

奶睡在短期看来是安抚宝宝迅速入睡的一个捷径，但从长远看，会造成宝宝必须依赖乳头才能入睡的习惯，破坏宝宝形成自主入睡的能力。所以，对那些还未形成奶睡习惯的宝宝，不妨让宝宝有个入睡的仪式感，帮助宝宝形成良好的睡眠习惯，提升宝宝自主入睡能力。

4. 有什么方法可以避免奶睡？

宝妈可以在哺乳结束后抚摸一下宝宝的头和背，并对宝宝说："睡觉啦，宝宝要睡觉啦。"适当调节光线，创造良好的睡眠环境。多次重复后宝宝就会接受这种信号，形成良好的睡眠习惯。

对已经形成奶睡习惯的宝宝，宝妈也不必太着急，更不能试图简单粗暴地直接扭转这种局面。可以慢慢地改变，比如用手指来替代，这样会让宝宝情感上容易接受。当然，仍然要创造良好的睡眠环境，给予适当的安抚，这样才能让宝宝慢慢接受，获得自主入睡的能力。

喂养过程中"观察"是非常重要的，切记按需喂养，不能把自己的想法强加给宝宝。宝妈要学会观察宝宝在吸乳过程中的表现，如吸吮的节律、吞咽的次数和状况。通常，宝宝在吃饱喝足的时候会自然松开乳头。宝妈要及时抓住这个时机，必要时可以用小手指轻轻伸入宝宝的下牙床，以便及时退出乳头，同时观察宝宝的反应。可以记录下宝宝每次吃饱的时长及变化，以便有效掌握宝宝进食的规律。

5. 什么是袋鼠式护理？

对新生儿来说，所谓"袋鼠式护理"，就是产后宝妈立即将宝宝像袋鼠一样"挂"在自己身上。具体做法是，宝宝身体侧卧在宝妈胸前，头偏向一侧，手臂和腿舒展，裸体和宝妈皮肤接触。宝宝背部和宝妈覆盖被单。

即使产后宝妈的麻醉药物没有失效，下半身无法动弹，也可以进行袋鼠式护理，因为这样可以模仿宝宝在子宫内的环境，让宝宝近距离听到宝妈的心跳，感受到呼吸。

需要特别注意的是：

（1）宝妈要保持自身的皮肤干燥及清洁。

（2）只要宝宝开始寻乳，就协助宝宝和宝妈腹部贴腹部，胸部贴胸部，进行哺乳。陪护人员协助宝妈两手分别拖住宝宝背部和臀部，保证其安全。

（3）不添加母乳之外的食品，每日至少哺乳8—12次，每次每侧15—20分钟左右。每天不控制吸吮次数和时间，鼓励夜间哺乳，以增加泌乳量。

6. 早产儿宝妈母乳喂养有什么重要意义？

早产儿免疫调节功能等都不够成熟，使其在NICU住院期间容易发生感染等并发症，而母乳则是宝宝整个治疗计划的一部分。母乳喂养是早产儿最直接的治疗方式，这意味着母乳喂养不是一个选项，而是一种必要的救治措施。

早产儿宝妈的母乳含有更多的有益成分，可以补偿宝宝在母体内没有来得及获得的物质。母乳的蛋白质含量高，有利于早产儿快速生长；脂肪和乳糖低，易于消化吸收；抗微生物因子、抗炎因子和白细胞，不仅提供保护性物质，还对早产儿免疫功能的发育具有调节作用。很重要的一点是，其中存在剂量反应关系，即宝妈的母乳剂量越高,其保护作用就越强。

配方奶可能会增加早产儿患各种并发症的风险,包括增加肠道通透性,加重肠道微生态失调等。宝妈分泌的初乳可以持续用来喂养宝宝(在不能亲喂时,可以通过管滴方式滴进宝宝口腔),以提高宝宝的抗感染能力。当然,初乳中的这些特殊物质是不会存在于配方奶或非早产儿宝妈的母乳中的。

7. 哺乳期如何增加泌乳量?

大多数哺乳期宝妈认为自己泌乳不足,这是错误的判断。在宝妈实际上泌乳充足,甚至供大于求的情况下,这种错误的判断就是"臆想泌乳不足",而不是真正的泌乳不足。如果情急之下给宝宝添加了配方奶,接下来就会进入添加配方奶的恶性循环:添加配方奶→宝宝吸吮频率不够,吸吮肌肉力量得不到充分训练→乳头错觉,流速混淆,吸力不足→宝宝不喜欢吸乳房,吸吸停停→宝宝给宝妈下丘脑的"订单"下得不够→喷乳反射迟钝→泌乳不足→宝宝更不容易吸到母乳→添加配方奶。久而久之,假性泌乳不足变成真性泌乳不足,这时候就需要进入"追奶"流程了。

"追奶"过程中,宝妈要花费成倍的精力和气血,浪费本来可以让自己更好康复,甚至可以改善自身体质的气血。因此,添加配方奶一定要谨慎,没有医学指征,千万不要糊里糊涂,自作主张地添加配方奶。

总而言之,要增加泌乳量,从宝宝一出生便让其勤吸吮、早吸吮,不要人为添加配方奶,除非有医嘱。每位宝妈要相信自己的身体一定能生产足够的乳量。

8. 如何平衡宝妈休息和按需喂养的关系?

(1)调整作息时间。宝妈应尽可能和宝宝同步睡眠,不管白天还是黑夜,在哺乳完毕,宝宝进入睡眠后,宝妈应尽可能远离手机等电子产品,躺下来闭上眼,调暗光线、调整呼吸尝试入睡。这对宝妈来说非常重要。

(2)注意调节饮食和适量运动。许多宝妈在疲倦时通常会摄取含有低度咖啡因或含糖量较高的饮食。这些食物可能让人在短期内获得兴奋感,但最终会让人更觉疲惫。合理的健康饮食能提升应对睡眠困扰的能力,从而提高身体的免疫能力和适应能力。此外,建议宝妈每天花1—2小时陪宝宝玩耍或带宝宝出门,这样可以让宝宝在夜里睡得更好,新鲜空气和不同的景色对疏解宝妈心情也很有帮助。

（3）充分发挥陪护者的能力。在有人照顾的情况下，宝妈要学会"放下"，放手让陪护者去做事情。在没有多余人手照顾的情况下，宝妈要学会"割舍"，先把琐事抛下，等自身恢复精力后再去考虑和处理。

（4）确保优质的睡眠环境。减少来访者。可以准备小夜灯，用来向宝宝传达睡觉的信号。有陪护者的要让陪护者轮流协助看护宝宝，以便让宝妈在哺乳后可以安心休息。把钟表、手机等移出房间，减弱宝妈对时间的敏感性，这可能对宝妈的体能恢复更为有利。

第三节
夜奶、漏奶与断奶

1. 怎样戒掉宝宝喝夜奶的习惯？

鼓励对新生儿进行夜间哺乳，不等于要一直坚持夜间哺乳，宝妈应当从宝宝的需求出发，适时减少或停止夜间哺乳。如果夜间哺乳导致宝宝频繁醒来，影响宝宝夜间自然睡眠，或导致宝宝白天喂养状况不佳，可以考虑采取以下措施：

（1）合并喂养次数。如果宝宝哭闹厉害，可以通过哄睡、抱睡等方法对宝宝进行安抚。

（2）减少单次喂养量或单次喂养时间，将单次喂养时间缩短至5分钟内。

（3）延长喂养间隔。

（4）在白天让宝宝有规律地小睡，避免宝宝因白天过度疲劳而影响夜间睡眠。

2. 夜间哺乳会让宝宝长龋齿吗?

母乳喂养时,乳汁不会黏附和聚集在牙齿周围,而是被宝宝直接吞咽。母乳的pH较高,含有丰富的乳铁蛋白、免疫球蛋白、钙和磷,这些成分不仅有抑制龋齿洞形成的作用,沉积的钙、磷成分更有健齿作用。

3. 引起龋齿的原因是什么?

----

(1)宝宝出生6个月后,许多宝妈开始陆续添加辅食,甚至喜欢在夜间或睡前哺乳后添加谷物类辅食,认为宝宝吃得饱才能睡得香。但这样的做法却忽略了餐后的口腔清洁问题,从而导致龋齿的出现。从另一个层面来说,吃得太饱会让大部分血液持续集中在消化部,反而会使大脑因为血供不足产生应变不良。

(2)长辈的不良生活习惯也容易导致宝宝长龋齿。成人的口腔中存在变形链球菌,它在有糖的环境下对牙釉质非常有害。有的长辈喜欢和宝宝分享食物,甚至用一个勺子进餐,在你一口我一口的温馨画面下,其实隐藏着传染病毒和诱发龋齿的风险。

（3）有些宝妈喂养宝宝时会添加干果茶和果汁，但其实相对于母乳，这些东西所含的糖分更高，也更容易附着在牙齿上引发龋齿。不要让6个月以下的宝宝喝果汁，因为果汁不能给这个年龄段的宝宝提供营养物质；6个月以上的宝宝可以喝一定量的果汁，但果汁并不能提供超过新鲜水果的营养，所以不应将果汁作为治疗宝宝脱水和腹泻的饮品。给婴儿和低龄孩子喝果汁，会使其对甜的饮品上瘾，进而可能导致体重过度增长。

4. 什么是正常漏奶?

哺乳时一侧吸吮的同时，另一侧溢奶，就是所谓漏奶。通常在奶涨的情况下，稍微碰到便会溢奶，这是乳房充盈的表现。有时宝妈只要看到宝宝，或者看到别的宝妈在哺乳，也会条件反射引起自己的乳汁溢出。这些现象均属于正常漏奶。

5. 什么是异常漏奶?

既不经宝宝吸吮，又没有受到其他相关外在因素的刺激，乳汁便自然流出或随泌随溢，就属于比较异常的情况。这通常意味着乳房不能储存乳汁,随产随流。在宝妈异常漏奶的情况下,有的宝宝能吃饱,但大部分宝宝是吃不饱的。

6. 发生漏奶时需要注意什么?

正常漏奶不必过度担心,继续做好母乳喂养便可。如果漏奶较多,发生异常,可采取如下措施:

(1)注意休息,不要过度操劳。

(2)养成定时哺乳习惯,哺乳不尽或发生奶涨的时候用手挤乳或者用吸乳器排出。

(3)可以准备一些干净的毛巾或防溢乳垫,上衣宽松适度,内衣不宜过紧,以免乳房受压,导致外溢严重。

(4)不要停止母乳喂养,仍需坚持母乳喂养。

7. 什么时候是最佳断奶时机?

"断奶"是指宝宝离断母乳,从其他食物中获取营养。宝宝从一种喂养方式转换到另外一种喂养方式,需要较长时间的过渡,宝妈不要人为断奶,要给宝宝更大的选择权,由宝宝来决定要不要母乳。由宝宝主导的离乳方式被越来越多的宝妈所接受，而不是直接由大人决定何时断奶，剥夺宝宝的快乐。选择自然离乳是最符合生理规律的一种断奶方式。

世界卫生组织建议6个月内新生儿坚持纯母乳喂养，之后添加辅食，继续哺乳到2岁或以上。母乳能够满足6个月内新生儿所有的营养需求，不需要额外添加其他食物，甚至是水。在6个月后，母乳依然可以满足宝宝的部分营养需求，并起到一些保护作用，让宝宝享受更多的益处。母乳喂养的时间越长，宝宝享受的益处越多。

在自己的能力范围内，宝妈可以保持尽量长时间的母乳喂养，而不要因为一些担忧提前放弃母乳喂养，如患感冒、来月经、要上班，或是宝宝满周岁了，觉得母乳没有营养了等。

随着宝宝月龄的增大，吸乳的次数会逐渐减少。当宝宝每天只吃1—2次母乳的时候，宝妈就可以逐渐断掉母乳了。

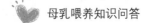

第四节
职场妈妈"背奶"

1. 宝妈上班后如何坚持母乳喂养?

宝妈应在上班前学会挤乳和母乳储存的正确方法。储备一些母乳,在不能亲喂时用来喂哺宝宝。上班期间挤乳,要在时间上形成规律,以利正常泌乳。记住,能亲喂时要坚持亲喂。

2. 如何正确使用吸乳器?

(1)在吸乳前先按摩乳房,使乳腺充分扩张。

(2)调节符合自身情况的吸力,注意不要突然吸力过大,而要由低到高逐步调整到身体适应的吸力。

(3)每次吸乳时间以8分钟左右为宜,最长不建议超过20分钟。

（4）在乳房和乳头有疼痛感的时候，应积极寻找原因，解除疼痛，必要时可暂停吸乳。

3. 如何正确清洁吸乳器？

母乳中含有大量脂肪，吸乳器在使用后其配件中容易残留大量的油脂，影响配件功能正常发挥，以至于影响吸力，所以应使用能够溶解油脂的安全洗剂来清洗吸乳器的配件。

清洁后建议使用蒸汽的方式进行全面消毒，这种消毒方式最为安全有效且更有利于保护配件。

如果吸乳是为了储存，务必消毒所有配件，否则乳汁易变质。

4. 母乳保存有什么要求？

（1）冷冻室（−18℃以下时）约可储存6个月。

（2）冷藏室（4℃以下时）24小时内应当使用。

（3）室温下保存的母乳4—6小时内应当使用。

（4）每次吸乳后，应在储存容器外贴好标签，注明详细的时间，以便按时间先后给宝宝食用。保存奶瓶时，最好在外面裹一层保鲜膜用于保鲜。用储奶袋时，应在封装后将袋子上留存的水分擦干，再把每一袋都用保鲜膜或者塑料袋包好，放入冷冻室内快速进行冷冻。

（5）家用冰箱因经常开闭门，容易造成温度升高，保存时应当注意不要将母乳放在冰箱门的位置。

（6）母乳尽量与生食和其他用物分开储存，储奶容器要保持密闭。

5. 母乳解冻和加热的正确方法是什么？

（1）从冰箱冷冻室取出的母乳，应当先放入冷藏室或冷水中解冻。

（2）从冰箱冷藏室取出的母乳或已经解冻的母乳，可用隔水烫热法、隔水加热法进行加热。隔水烫热法：像冬天烫黄酒那样，把装有母乳的容器放进温热的水里浸泡，使母乳吸收水里的热量而变得温热。隔水加热法：把装有母乳的容器放进温热的水里加热。两种方法的水温保持在37℃较为适宜，且过程中要时不时地晃动容器，使母乳受热均匀。

需要特别注意的是，冷冻母乳可能出现分层现象，这是正常的，只要在喂食前轻轻摇晃将其混合即可。喂食前要留心观察母乳的颜色、气味,确保质量正常的情况下才可以给宝宝食用。解冻过的母乳千万不要再次冷冻。

6. 储奶工具如何选择?

选用专用储奶袋或储奶瓶储存母乳,选择正规生产厂家,确保密封性良好。储奶袋相对轻巧、易折叠、占用空间小,但较易吸附母乳脂溶性成分,且发生倒洒和破袋的概率较高。储奶瓶是标准口,与大多数吸乳器的奶嘴吻合,操作方便,能有效减少污染环节,密封性更好(长期冻奶推荐使用),但占用空间相对较大,携带不方便。

初乳量少,需要储存时,推荐使用初乳收集瓶,以最大限度避免浪费。

第五节
哺乳期月经

1. 哺乳期宝妈什么时候恢复月经?

哺乳期由于催乳素的影响,在纯母乳喂养的情况下,部分宝妈可能会历经几个月不来月经,有的宝妈甚至在产后一年到一年半才恢复月经。在不是纯母乳喂养的情况下,则可能产后42天后就会月经复潮甚至开始排卵。所以,月经的恢复存在个体差异。

2. 哺乳期宝妈月经期间可以哺乳吗?

如果哺乳期间有性生活,在做好避孕的前提下,哺乳期来或不来月经,对母乳的营养和亲喂都不产生影响。至今还没有文献报道经期哺乳会增加宝宝性早熟等风险。

需要特别注意的是，当月经来潮时，乳量可能会有所减少，母乳中蛋白质含量升高而脂肪含量略低，母乳的口味可能有略微变化。适当增加宝宝每天的吸吮时间和次数，可达到促进泌乳的效果。适当多补充一些水分，增加鱼类、牛奶、禽肉等优质蛋白质的摄入，有利于补充营养。

第六节
辐射与母乳喂养

▼

1. 生活中哪些辐射是低量级、极低量级的?

手机、电脑、电视机、路由器、电吹风等各类常见办公设备或家用电器,以及移动信号塔、安检设备、飞机等,辐射很低,都不会对宝妈的健康造成损害,更不会通过母乳间接损伤宝宝的健康。

2. 哪些医疗检查是有辐射的?

人们通常接触到的医疗检查中 X 光、CT、MRI 等,都是有辐射的。但是,辐射不是传染病,X 光摄片、过安检时被扫描过的母乳,都不会带有辐射性。

有些人担心辐射会破坏人体中的一些细胞分子,使母乳不再有营养。其实,只要人活着,就会进行新陈代谢，每天都有细胞在体内自然死亡，然后被代谢掉，而新的细胞在体内又不断合成修复。母乳的主要成分是水、蛋白质、脂肪、维生素、微量元素等，唯一可能被部分破坏的只是一些活性免疫物质。不过，目前还没有证实医疗辐射检查损害母乳的报道。

除了X光摄片，也可能遇到需要口服显影剂的医疗检查。口服造影剂并不被人体吸收，因此不存在实际或理论上的损害。

CT扫描时最常用的造影剂是碘剂，需注意其本身也存在较低的不良反应（如恶心、呕吐、脸红和注射部位疼痛）及过敏反应。碘造影剂为水溶性，母乳中的分泌量少于1%，且宝宝通过胃肠道吸收的剂量少于母乳中的1%。因此，使用碘造影剂后无须停止哺乳。

MRI主要有钆剂及超顺磁性氧化铁两种造影剂，其中前者最为常用。钆剂的水溶性限制了其在母乳中的分泌。静脉注射后24小时内，母乳中的分泌量少于0.04%，且宝宝通过胃肠道吸收的剂量少于母乳中的1%。尽管理论上任何未螯合的钆剂可通过母乳进入宝宝体内，但目前尚无相关损伤的报道。因此，钆剂MRI检查后无须停止哺乳。

也有一些因素例外，比如核医学成像，在检查期间可能需要暂停哺乳。

以下是美国妇产科医师协会产科实践委员会的相关建议：

（1）超声和MRI不涉及放射风险，是妊娠期患者可选择的影像学技术。但是对它们的使用应该更加谨慎，它们应该在需要解决重要的临床问题抑或是能够为患者提供临床获益时使用。

（2）极少例外，暴露在X光、CT和核医学成像技术中的射线量远远低于导致胎儿受伤害的剂量。若这些技术的应用在除了超声和MRI之外是必要的，或者能够更容易解决诊断问题，则不需要限制其用于妊娠期患者。

（3）钆剂MRI的使用应该被限制。只有当它能够明显改善诊断性能并预计有望改善胎儿和孕妇临床结局时，才能使用。在使用钆剂MRI检查后，不需要暂停哺乳。

第七节
文身与母乳喂养

▼

1. 有文身的宝妈可以哺乳吗?

文身是利用毛细管原理,将颜料注入皮肤真皮层,而非直接注入静脉大血管。正规的文身材料通常来自植物或矿物提取物,由于其分子量太大,是无法渗入母乳的。因此,即使宝妈有文身,也可以哺乳。

2. 在哺乳期文身会有风险吗?

如果使用共用文身针头,消毒不彻底可能导致交叉感染的风险。对于贴纸文身和手绘文身,贴纸选择花样范围小,但安全系数相对较高,而手绘文身就未必了。天然手绘颜料更接近棕红色,其本身无害。然而很多人更青睐于黑色颜料,该颜料内加入了一种叫对苯二胺(PPD)

的化学添加剂,尽管剂量小,但仍容易发生过敏。此种过敏类似染发剂过敏,且表现比其更甚,有时甚至可导致过敏性休克。因此哺乳期最好不要文身,如果一定要文身,应当注意以下几点:

(1)慎重选择店铺(资质正规、商品正规、独立经营而非美容店)。

(2)文身器械必须经过高压蒸汽消毒或环氧乙烷消毒,具有独立的外包装和消毒日期、失效日期。

(3)使用一次性墨水杯、手套、文身针、消毒敷料、座位或床套。

(4)执业文身师有良好的手卫生习惯和严格消毒的概念。

第八节
"二宝、三宝"时代相关问题

1. 有了小宝后是不是应该让大宝离乳？

这是没有必要的。妊娠期可以继续给大宝哺乳，产后也可以同时给两个宝宝哺乳。这样不仅可以保证大宝的充足营养，而且能够降低大宝认为自己会被小宝取代的感觉，强行断奶可能会给大宝造成心理上的不适应。注意以下几点：

（1）如果妊娠期哺乳时有子宫收缩或有出血等先兆流产的现象，建议就医。

（2）怀孕4—5个月后，泌乳量会减少，母乳的味道也可能会改变。

（3）妊娠期乳房变柔软，乳头容易疼痛。避免使用肥皂或沐浴液清洗乳头，它们容易刺激乳头，加重疼痛。

（4）家庭应给予充分的支持，主要照顾者应专心于照顾宝妈和家务事,而不是取代宝妈照顾宝宝。

(5)产后需要哺乳两个宝宝时,一定要注意,小宝出生后的最初阶段,必须优先保证小宝的需求,满足刚出生宝宝对于初乳中营养及免疫力的需求是很重要的。大宝的月龄已经超过6个月了,可以不用纯母乳喂养,通过其他途径进食固体和液体食物也能满足需求。等到宝妈泌乳量重新稳定,足够两个宝宝分享时,就不需要考虑太多的优先权问题了。

(6)宝妈应摄取足够营养,确保身心舒适。

(7)在不能确定自身能否哺乳大宝时,应当及时征询医生意见。

2. 妊娠期哺乳大宝会不会导致流产或早产?

妊娠期应尽量减少对乳房的刺激,妊娠晚期乳头特别敏感,刺激后有诱发早产的风险,但是对于大部分宝妈来说,哺乳刺激造成的风险很低,是不需要担心的,而对于有过早产、流产史的妊娠期女性,则要加强观察,出现任何的宫缩情况都要及时和妇产科医生沟通。虽然大部分时候不会有危险,但仍然要保持警惕。